AF468128

DE LA FIÈVRE TYPHOIDE

De la Fièvre typhoïde

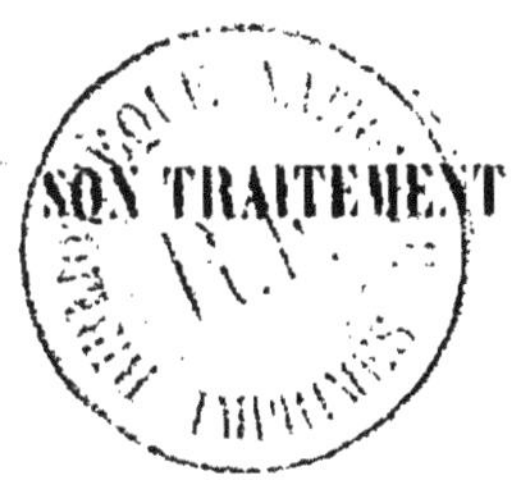

SON TRAITEMENT COMPARÉ A CELUI DE LA FIÈVRE JAUNE

PAR

Ad. CARTIER

Docteur en médecine de la faculté de Paris et de l'Université de la Havane, licencié à la Nouvelle Orléans

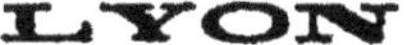

LYON
LIBRAIRIE MÉDICALE DE J. P. MEGRET
Quai de l'Hopital, 57

1874

LYON

IMPRIMERIE DU *TÉLÉGRAPHE*. — E. Paris

Rue Gasparin, 16 & 18.

AVANT-PROPOS

Je m'abstiens dans cet opuscule de rappeler les symptômes de la fièvre typhoïde ; m'adressant aux médecins ; je n'ai rien de nouveau à leur apprendre sur la symptomatologie de cette affection. Dans le but de solliciter des recherches sérieuses et comparatives très-utiles à tous, j'ai voulu montrer l'emploi très-heureux que j'avais fait de la méthode de Priessnitz, dans l'épidémie de fièvre jaune de 1853, la plus terrible peut-être que la Nouvelle-Orléans ait enregistrée dans son histoire.

Pendant une pratique de 19 ans sur cette terre lousinaise dont les généreux enfants sont restés si attachés à la France, il m'a été donné d'observer tous les types de fièvres du plus mauvais caractère et j'ai souvent fort péniblement senti quelles faibles armes nous avions à opposer à ces redoutables maladies. Ce fut dans un de ces moments, d'angoisse que l'idée me vint d'essayer de l'hydrothérapie, persuadé qu'il ne pourrait en résulter que du bien chez ceux qui l'emploieraient avec intelligence et méthode. Si le succès répondit en effet si bien à mes efforts et à mon attente contre une fièvre dont le nom seul inspire la terreur, que ne devait-on pas en attendre contre la fièvre typhoïde, dont la marche habituelle est beaucoup plus lente et n'entraîne pas avec elle l'organisme dans une décomposition aussi promptement irrémédiable ?

Mais tout en me montrant zélé partisan de l'eau froide dans les pyrexies continues pernicieuses, je n'omettrai pas d'ajouter qu'elle ne m'a pas semblé agir avec autant d'efficacité dans les épidémies subséquentes où la saison était pluvieuse avec température moins élevée. Il y aurait donc aussi a rechercher les conditions thermométriques, hygsométriques et électrométriques de l'air ambiant dans la présente épidémie de fièvres typhoïdes. En négligeant cette étude qui me paraît indispensable, on courrait le risque de voir à l'enthousiasme actuel, succéder plus tard le découragement et l'abandon total d'un moyen excellent en soi, mais dont il faut s'appliquer à bien saisir les indications.

DE LA FIÈVRE TYPHOIDE

Au moment où une épidémie de fièvres typhoïdes s'évit d'une manière fort étendue sur la jeunesse de Lyon, il est du devoir d'un médecin de faire part à la communauté des moyens dont son expérience l'a mis à même de constater maintes fois la grande efficacité dans le traitement des fièvres, en général plus graves et ayant une marche bien plus rapide que celles qui règnent maintenant dans cette ville.

Je commence par féliciter le jeune médecin d'avenir qui, au milieu des dures épreuves de la captivité, a eu l'excellente pensée de prendre aux ennemis ce qui pouvait procurer le plus de bien à ses compatriotes : l'emploi de l'eau froide pour le principal traitement de la fièvre typhoïde. Je vois maintenant s'accomplir sur une large échelle ce qui a été le désir de ma longue carrière médicale, et je ne saurais assez engager mes honorables confrères à porter toute leur attention et leurs études suivies sur les divers modes d'emploi de l'eau, depuis 14° à 36° centigrades, pour traiter les fièvres les plus malignes et les plus graves complications qui surviennent souvent dans le cours des exanthèmes, la scarlatine par exemple.

L'usage de l'eau n'est certes pas un moyen nouveau pour combattre tant de maladies si rebelles à toute espèce de médication. Sans remonter aux anciens qui en étaient si partisans, on pourra même lire avec grand profit le livre du docteur Pomme, écrit en 1782, et on s'assurera des puissantes ressources que ce médecin savait tirer de ce fluide à diverses températures.

Les Anglais avaient beaucoup recommandé les affusions et l'immersion pendant quelques minutes dans l'eau très-froide pour ramener une réaction à la dernière période des méningites, et on sait que l'illustre Récamier a dû à ce moyen scabreux des guérisons inespérées. Mais comme il est dans la destinée ordinaire de la médecine de laisser d'excellents moyens tomber dans une prompte désuétude, faute d'en connaître les indications positives, l'usage de l'eau et surtout de l'eau froide était abandonné lorsque parut Priessnitz, ce paysan illettré, mais auquel la nature, si avare en ce genre, avait départi l'étincelle du génie qui signale d'emblée les grands praticiens, c'est-à-dire le coup d'œil médical.

Ce fut Prissnitz, dont l'ignorance prétendue et la la rusticité apparente prêtèrent tant à rire de dépit chez les gens titrés et sceptiques, ce fut lui qui vint poser les véritables règles du traitement par l'eau froide et prouver l'efficacité de sa méthode, tant par sa propre expérience que par celle des nombreux médecins qui suivirent ses errements.

Or, pour en venir à mon expérience personnelle je dirai que, m'étant trouvé en présence de l'épidémie de fièvre jaune qui ravageait la Nouvelle-Orléans et toute la Louisiane en 1853, et voyant échouer tous les traitements dirigés contre ce fléau, il me vint dans la pensée de faire l'emploi de l'eau d'après la méthode du célèbre praticien de Graffenberg. Je ne procédai pas au hasard, ni avec une audace téméraire, car j'avais lu bien avant cette époque, dès 1846, la plupart des écrits sortis de l'école de Prissnitz ou de la plume de ses adhérents. J'avais conféré pendant plusieurs semaines sur ce sujet avec un vieux médecin allemand distingué, qui avait fondé un établissement hydrothérapique pour les maladies chroniques, sur les bords du golfe mexicain. Il m'avait affirmé avoir employé avec grand succès l'eau froide dans la période dite inflammatoire des fièvres de ce climat, et même quelquefois dans leurs périodes ultimes. Je résolus donc à mon tour de mettre en pratique mes lectures et les sages conseils de ce praticien de nos armées.

Avant d'exposer ma méthode, je retracerai le sommaire très abrégé des symptômes saillants de la première période de la fièvre jaune soumise à mon observation. On verra que, à part sa marche bien plus rapide, elle offre de frappantes analogies avec l'affection typhoïde ; aussi la fièvre jaune a-t-elle été désignée sous le nom de typhus d'Amérique, typhus des tropiques, typhus ictérode, fièvre ataxo-adynamique, adeno-nerveuse : chaleur ardente, sèche, au début entremêlée de frissons, d'horripilatitions avec courbatures atroces aux reins et aux membres, vertiges syncopaux si on se lève, violents maux de tête, pouls de 120 à 150 pulsations, vif, nerveux, convulsif, soif vive, nausées. C'était pendant les 12 à 18 heures que durait cette période qu'il fallait se hâter d'appliquer l'eau froide pour se ménager la réussite. Les chances heureuses se réduisaient à peu de chose dès que les symptômes de la 2e et surtout ceux de la 3e période se manifestaient : anxiété et douleur brûlante au précord, développement de l'ictère, hémorrhagies passives par toutes les cavités et par toutes les plaies, pétéchies, vomissements noirs, subdélirium, ou frénésie, pouls petit et fréquent, suppression d'urine. Tous ces symptômes de décomposition rapide de l'organisme annoncent que le principe de vie a été mis hors d'état de réagir contre les causes de destruction qui l'accablent. Sans doute, même avec ce triste tableau on voit encore de rares succès afin que le médecin ne perde jamais le courage de soutenir la lutte, mais on retombe alors dans les poignantes incertitudes de la médecine du symptôme ou dans les bras de l'empirisme.

Voici donc comment je procédais lorsque j'étais appelé dans le cours de la première période fébrile :

Je trempais un drap de toile dans un baquet d'eau refroidie avec de la glace, je le tordais pour en exprimer la plus grande partie du liquide, je l'étendais sur un matelas, je faisais porter nu le fébricitant sur ce linge et je l'emmaillotais des pieds au sommet du cou ; je roulais par-dessus une grande couverture de laine et je lui enveloppais la tête d'une serviette trempée dans la même eau. J'ordonnais de tenir les fenêtres ouvertes et de servir de l'eau froide quand le malade en demanderait.

Il était un instant saisi par l'impression du linge froid, humide, mais il ne tardait pas à accuser un grand bien-être, et le médecin pouvait s'assurer lui-même de l'amendement rapide des symptômes fébriles en passant la main sous le drap mouillé, et lorsque celui-ci s'était trop réchauffé ou desséché sous l'influence de la chaleur en retour, et que le malaise anxieux reparaissait, je faisais de suite mouiller un autre drap et je réitérais le même enveloppement sans désemparer jusqu'à ce que je restasse maître, dans ma lutte, contre cette fièvre qui voulait renaître sans cesse.

Afin de ne rien négliger dans une fièvre de nature si dangereuse et d'une marche si rapide, j'administrais par cuillerée, à deux heures d'intervalle, tantôt une solution préparée avec quelques gouttes de teinture d'aconit ou de belladone, suivant la prédominance des symptômes cérébraux, tantôt 1/100 de grain d'arsenic alterné avec quelques gouttes de teinture de quina, quand les symptômes de décomposition des humeurs semblaient prédominer. L'ensemble de ce traitement est souvent adapté à la fièvre typhoïde.

Depuis cette époque les médecins anglais et américains ont préconisé le *baptisia tinctoria* contre la première période de la fièvre typhoïde, mais, d'après ma propre expérience le remède capital sera, au début des fièvres malignes, jusqu'à nouvel ordre du moins, l'enveloppement dans le drap mouillé, pratiqué d'après les règles données par Priessnitz.

L'action énergique et si bienfaisante du drap mouillé me devint manifeste par les crises qu'il ne manquait pas d'amener par la peau, surtout par la sortie d'une odeur méphitique du corps de tous les malades, déjà après une journée de son application, et par les éruptions papuleuses et les sudamina qui venaient quelques jours après.

J'ai employé cette méthode dans un grand nombre de cas des plus graves dès le début, et toujours avec un complet succès chez les enfants, et chez les adultes quand j'ai cru devoir la mettre en pratique, surtout quand les malades n'avaient pas subi l'influence de traitements antérieurs, perturbateurs ou débilitants. Ici je m'en abstenais prudemment, d'après le conseil du médecin cité plus haut. Pour en tirer du succès, il n'y faut soumettre que les malades vierges de traitements, et aussi près que possible du moment de l'invasion du mal.

Je donne au maillot une haute préférence sur les affusions, les lavages et les bains froids, parce que le maillot ne fatigue point le malade, que son emploi peut être continué longtemps sans crainte d'aucun mauvais effet, telles que bronchites, insuffisance de réaction et débilitation. Suivant le degré de chaleur qu'on veut donner à l'eau, on administre ainsi un bain continu à diverses températures. L'emploi du maillot est très-facile ; j'ai mis, en une ou deux visites, de pauvres Irlandais à même de l'appliquer sur leurs enfants atteints de la fièvre jaune. Il suffit d'avoir affaire à des gardes de bonne volonté et dépouillés de préjugés, pour les dresser en une ou deux fois à cette médication. Je me bornais à visiter le malade matin et soir, pour m'assurer de son état et juger s'il y avait lieu à interrompre ou à continuer l'emmaillotement. J'ai laissé 11 jours emmaillotée une dame américaine atteinte de diarrhée chronique et qui avait été saisie d'une des formes les plus pernicieuses de la fièvre jaune. Non-seulement elle guérit de la fièvre, mais son affection intestinale fut arrêtée pendant plusieurs années.

La durée du traitement par le drap mouillé variait de deux à cinq jours pour la généralité des cas. J'y ai compté dix-huit succès sur vingt malades des plus graves que j'avais emmaillotés suivant toutes les règles. Les deux insuccès étaient des cas déjà désespérés au moment où je voulus tenter ce dernier effort pour les sauver.

J'ai soumis à l'emmaillotement froid, en plein hiver, une enfant de trois ans chez laquelle la scarlatine était subitement rentrée après sa première apparition, et chez laquelle il y avait les symptômes d'une méningite prononcée ; elle guérit promptement.

Il n'est pas toujours nécessaire d'employer l'eau froide pour amener une prompte et grande sédation des systèmes sanguin et nerveux, et pour décider une crise salutaire. J'ai arrêté le développement de la fièvre jaune chez un Catalan à la Havane, en le tenant quatre heures de suite dans un bain, à la température de l'air ambiant qui était élevée dans ce moment-là.

Pendant un séjour à Nice, je fus appelé en consultation auprès d'une jeune fille arrivée au 11e jour d'une fièvre typhoïde, sous forme ataxique prédominante. Le cas était si grave par une série d'attaques tantôt convulsives, tantôt tétaniques, qu'il laissait peu d'espoir à l'action des médicaments. Je conseillai immédiatement les bains tièdes prolongés et à répéter souvent. Une prompte amélioration ne se fit pas attendre et la guérison suivit sans entrave.

Une autre jeune fille bien chère à l'auteur, arrivée au 9e jour d'une scarlatine confluente avec gonflement d'un des côtés du cou, angine pultacée si violente que la déglutition d'une petite cuillerée de liquide était douloureuse et difficile, avec pouls de 140 à 150 pulsations, chaleur mordicante à la peau, et subdelirum fréquent, fut mise par moi-même dans un bain à 36° c. où elle resta une heure et demie. Dans cet intervalle le pouls descendit à 100, puis à 90. La peau devint souple, d'une chaleur normale, la gorge se détendit, la déglutition fut facile et la guérison suivit sans répétition du bain.

On peut voir par ce court aperçu et par la lecture des auteurs qui se sont occupés du sujet, quelles ressources puissantes et variées l'art médical se ménagerait pour traiter les maladies les plus dangereuses et les plus diverses en se livrant à une étude suivie et approfondie des applications de l'eau que la bonté du Créateur a mise abondamment à la disposition du riche et du pauvre, pour y puiser l'un et l'autre et sans frais les éléments de la santé.

Je serais amplement récompensé de mes communications si ces lignes, écrites au moment où tant de familles sont inquiètes et affligées au sujet de ceux qui leur sont si chers et qui sont aussi l'avenir du pays, si ces lignes, dis-je, pouvaient contribuer à faire poursuivre les recherches et à établir des comparaisons impartiales entre les diverses manières d'employer l'eau dans la cure des fièvres d'un caractère pernicieux.

Lyon. — Imp. du *Télégraphe*. E. Paris.

www.ingramcontent.com/pod-product-compliance
Ingram Content Group UK Ltd.
Pitfield, Milton Keynes, MK11 3LW, UK
UKHW020551230726
13925UKWH00006B/2526